DU
CHOLÉRA

MOYENS

DE S'EN PRÉSERVER ET D'EN GUÉRIR.

PAR

LE DOCTEUR C.-J.-B. COMET,

Membre de plusieurs sociétés savantes, etc.

PRIX : 1 FRANC.

A PARIS,

CHEZ L'AUTEUR, RUE DE BONDY, N°. 24,

ET CHEZ LES PRINCIPAUX LIBRAIRES.

1831.

DU
CHOLÉRA.

MOYENS

DE S'EN PRÉSERVER ET D'EN GUÉRIR.

PAR

Le Docteur C.-J.-B. COMET,

Membre de plusieurs sociétés savantes, etc.

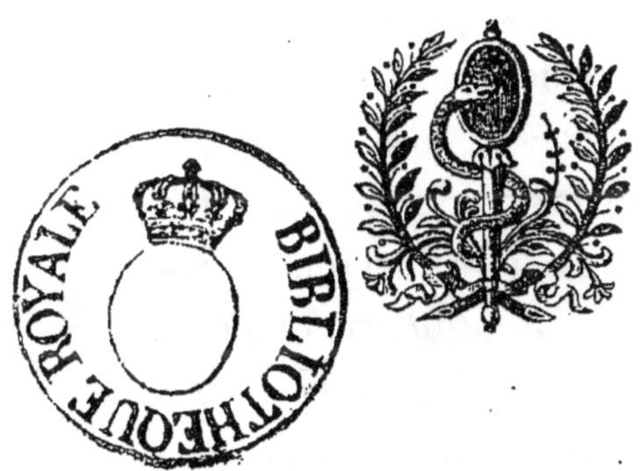

A PARIS,

CHEZ L'AUTEUR, RUE DE BONDY, N°. 24,

ET CHEZ LES PRINCIPAUX LIBRAIRES.

1831.

DU

CHOLÉRA.

MOYENS

DE S'EN PRÉSERVER ET D'EN GUÉRIR.

PREMIÈRE PARTIE.

Aujourd'hui un mot jeté à-peu-près au hasard : le *choléra*, a frappé l'Europe de stupeur. Il y a dans ce mot quelque chose de démonstratif ; par une dénomination anticipée on indique une maladie *essentielle* (1) ; aussitôt s'évertue-t-on à décrire le *choléra*, rien que le *choléra*, et point du tout une maladie qui se serait déjà manifestée fréquemment dans nos contrées. Cependant ce que nous savons du choléra indien, dont les descriptions sont nombreuses et exactes, n'offre que peu de rapprochemens à faire avec la

____

(1) *Essentielle :* En médecine on qualifie ainsi toute affection qui semble n'être causée par aucune autre maladie, ou bien dont le siége réside dans tout l'organisme.

I..

maladie qui décime les populations du Nord, tant sous le rapport de sa manifestation, que sous celui des causes auxquelles on l'attribue et des moyens thérapeutiques que l'on dirige contre elle. Si ce n'est pas le choléra de l'Inde, qu'est-ce donc? un choléra nouveau, particulier, comme on n'en a jamais vu?

Peu importerait la dénomination du fléau, si l'attention n'était pas fortement fixée sur une abstraction qui détourne de la vérité, et empêche de la découvrir, parce qu'on veut étudier à nouveau, sans comparer les symptômes du mal présent avec ceux des affections de même nature déjà connues. Il n'en sera pas ainsi pour nous. Éclairés par des faits qui nous paraissent sinon identiques au moins présentant une coïncidence remarquable, nous parlerons du choléra comme d'une affection pernicieuse dont la dénomination doit être sans influence, et nous disserterons sur le choléra, puisqu'il faut absolument que choléra il y ait.

Les accidens du choléra sont les mêmes que ceux que l'on remarque dans les diverses fièvres pernicieuses, maladies qui, malgré leur dénomination vague, sont bien connues des médecins dont la pratique est éclairée par l'expérience. On sait que des épidémies de fièvres pernicieuses ont souvent ravagé diverses parties de l'Europe, et naguère encore la province de Groningue (Hollande). Alors, comme aujourd'hui, quelques médecins français se sont rendus sur les lieux pour étudier la nature de la maladie ; mais le temps pressait, les Hollandais sont pour le positif, leur empirisme éclairé s'est mis à l'œuvre, et ils ont guéri les malades avant que les médecins français, et autres venus exprès, aient pu établir le caractère de l'épidémie, qui ne s'est point étendue sur toute l'Europe.

> En toute affaire ils ne font que songer
> Au moyen d'exercer leur langue :
> Eh ! mon ami, tire-moi de danger,
> Tu feras après ta harangue.

Plaise au ciel que l'Allemagne, qui compte beaucoup de praticiens habiles, nous protége contre le fléau qui l'atteint, en se sauvant elle-même !

En France, nous avons encore le loisir de faire quelques théories ; cependant il ne faudrait pas trop s'arrêter, qu'on me passe l'expression, aux bagatelles de la porte : agissons pour garantir nos compatriotes, et prenons nos mesures pour les guérir, si nous y sommes bientôt contraints.

Pour prévenir le choléra-morbus, pour préserver l'homme de l'atteinte de cette terrible affection, il y a plusieurs moyens utiles sans doute, mais il n'y en a aucun *spécifique*, c'est-à-dire agissant efficacement en toutes circonstances, quels que soient les prédispositions, l'âge, le tempérament, la susceptibilité plus ou moins grande des sujets. Ce n'est pas sans chagrin que le médecin, véritablement digne de ce titre, voit tous les jours les feuilles les plus accréditées prôner avec assurance, contre le choléra, certains agens thérapeutiques qui pourtant ne peuvent avoir d'action spéciale, et qui, dans la plupart des cas, ne peuvent manquer d'en produire une contraire au but que l'on se propose, la conservation de la santé. Pour se garantir d'un mal qui nous menace, faut-il s'en donner un réel? Pour conserver sa vie, faut-il l'exposer témérairement? Voilà néanmoins le moindre inconvénient qui résulterait de l'emploi irréfléchi des remèdes que nous voyons quotidiennement signalés au public, si crédule, si facile à tromper.

Quoi qu'on en dise, le choléra-morbus n'est pas un mal *sui generis* : celui qui règne dans plusieurs contrées de l'Europe, n'a pas été décrit comme présentant ce caractère. Les observations les plus contradictoires nous ont été transmises sur sa nature, sa manifestation, son action, ses phénomènes. Tout ce que le praticien attentif a pu connaître dans les descrip-

tions les moins incohérentes qui ont été publiées
jusqu'à présent, c'est que ceux qui se sont char-
gés de recueillir les matériaux propres à éclairer
la question, se sont constamment écartés des
règles que l'art prescrit pour bien étudier les
maladies , et qu'ils ont été sans cesse sous
l'influence la plus fâcheuse pour bien observer.
Les uns ont écrit en aveugles ; ils n'avaient rien
vu. Les autres ont cédé à la manie qui afflige la
science, de tout expliquer. Ceux-là ont tout ra-
conté sans ordre, sans méthode, sans analyse ;
ils n'ont produit qu'un amas confus et indigeste
de phrases, sans liaison, qu'il est impossible de
comprendre. Ceux-ci ont systématisé, ils ont
voulu tout rapporter à une doctrine, ou faire
prévaloir une opinion sans fondement. Que de
peine ils se sont tous donné pour embrouiller
la discussion, de sorte qu'il ne nous reste plus
rien pour nous guider, et nous voilà plongés
dans un labyrinthe inextricable de décevantes
indications.

Faudra-t-il que le choléra décime notre po-
pulation, pour que nous soyons à même d'étudier avec fruit ce terrible fléau ? Heureusement
non ; il est encore quelques esprits exacts qui,
à force d'application, pourront démêler le vrai
du faux ; rapprocheront les faits pour en tirer
les conséquences, écarteront l'absurde pour met-

tre au grand jour ce qui est clair, précis, positif.

La certitude que l'on acquiert tout d'abord, c'est que le choléra est épidémique, mais non pas contagieux (1); il se transmet par la voie de l'atmosphère, non pas par le contact; ses élémens morbifiques paraissent suspendus dans l'air qui les transmet de proche en proche, et se développent sous l'influence plus immédiate du climat de certaines contrées. Tous les récits que nous connaissons sur la manière dont la maladie se manifeste, quelle que soit l'obscurité de leur rédaction, nous démontrent cette vérité que l'ex-

---

(1) « Si l'on veut s'entendre, il faut réserver le mot *contagion* à la seule transmission des maladies par le toucher immédiat de la personne infectée, ou par le contact de ses vêtemens ou des autres objets qu'elle a elle-même touchés... »

« ... Nous séparerons facilement les maladies contagieuses de celles qui sont épidémiques. L'atmosphère en effet est toujours le mobile de celles-ci. Ce sont ses révolutions, ses altérations qui, changeant la manière d'être des corps, disposent à des genres divers de maladies.

» Or ces maladies ont pu être confondues avec les contagieuses, parce que souvent elles semblent n'épargner aucun individu, surtout parmi ceux qui, comme les membres d'une même famille, les habitans d'un même quartier, sont placés dans des circonstances semblables. »

(*Dictionnaire des Sciences médicales*, en 60 vol.)

périence appuie, puisque nous avons vu des per-
sonnages d'un rang élévé, qui ne manquaient
pas d'écarter tous les agens de contagion, être
frappés du choléra, non moins que des individus d'une classe inférieure, et qui ne pouvaient
pas se soustraire aux mêmes causes de transmission. D'ailleurs on n'a pas remarqué que les
gens de l'art et tous ceux appelés à donner des
soins aux cholériques, aient été plus souvent atteints de la maladie que les personnes qui ne se
trouvaient pas dans les mêmes circonstances;
on a observé aussi que celles qui étaient douées
d'une force morale énergique, avaient beaucoup
plus de chances favorables pour éviter le choléra, que celles qui se trouvaient dans un état
contraire. On ne peut expliquer ce fait, en ad-
mettant exclusivement la contagion.

Mais enfin, que le choléra soit contagieux ou
épidémique, ou qu'il soit l'un et l'autre, là n'est
pas le point essentiel à débattre dans l'intérêt des
individus qui en seraient atteints. Ce qu'il im-
porte le plus de trouver, ce sont les moyens de
s'en garantir et de le guérir ; ce sera la fin de
notre travail.

Certes, quelle que soit notre opinion sur la
non contagion du mal, comme ce n'est encore
qu'une opinion plus ou moins fondée, nous sommes loin de blâmer toutes les précautions qui

doivent être prises en pareille circonstance, et rien ne serait plus condamnable que de les négliger, comme il serait absurde de compter seulement sur ces précautions pour éloigner une épidémie.

- L'emploi des ressources que l'hygiène publique indique est du ressort du gouvernement; divers travaux entrepris, de nouvelles institutions sanitaires, ont déjà satisfait aux inquiétudes qui se manifestaient, et sont une preuve que la sollicitude de l'administration est suffisamment éclairée à cet égard. Nous n'insisterons pas sous ce rapport : mais la tâche des médecins philanthropes est grande; ils doivent unir leurs efforts pour concourir à la recherche des moyens prophylactiques et curatifs véritablement efficaces ; chacun doit payer son tribut à l'humanité. Les académies de médecine sont riches d'expérience et de talens ; mais toutes les lumières n'y sont pas réunies. C'est à tous les praticiens que l'autorité doit faire un appel auquel on ne saurait manquer de répondre sans honte ! Pourquoi ne serait-il pas formé dans toutes les villes plusieurs congrès scientifiques, où tous les docteurs scraient invités à se rendre pour délibérer sous la présidence d'un confrère notable ; où chacun apporterait, pour être jugé contradictoirement, le tribut de ses études, de son expérience acquise, de son observation présente ? Une décision si généreuse doit surgir des glorieux sentimens que le chef de l'Etat a montrés pour la régénération politique qu'il protége, et qui doit féconder à jamais les plus nobles élémens de la pensée.

DEUXIÈME PARTIE.

Nous n'entrerons pas dans des discussions théoriques, nous ne ferons pas l'histoire du choléra-morbus et de ses causes, parce que nous ne pourrions que reproduire des données plus qu'incertaines. Nous indiquerons seulement ce qu'il y a de positif dans l'invasion et la propagation du fléau, abordant sans délai ce qui touche à la méthode préservatrice et curative la plus rationelle à opposer au mal. Nous devons à un médecin français, le docteur Lemaire, exerçant à Saint-Pétersbourg, et spécialement chargé de l'organisation et de la surveillance des soins à donner dans un des principaux quartiers de cette ville, où règne le choléra, quelques indications que nous ferons connaître; mais nous avons remarqué que la plupart des moyens qui, en Russie, peuvent être suivis d'un salutaire effet, ne pourraient être administrés dans nos climats avec les mêmes avantages, et peut-être sans inconvémiens.

Les Russes contractent de bonne heure l'habitude de prendre des liqueurs fortes ; les stimulans ordinaires ne suffiraient pas pour émouvoir chez eux la sensibilité des organes ; en France nous ne pouvons nous guider avec les mêmes erremens, le vin doit y remplacer l'alcool, les aromatiques végétaux, les anti-spasmodiques diffusibles, les préparations cordiales, etc.

Pour arriver au but que nous nous proposons, nous ferons la distinction des *causes prédisposantes* des *causes efficientes* du cholera, de celles *inhérentes* aux individus, de celles qui leur sont étrangères ou *accidentelles*, et le simple bon sens fera apprécier tout d'abord notre manière de procéder, car pour qu'il fût loisible d'agir autrement, il faudrait que la maladie fût toujours la même, qu'elle se manifestât constamment avec les mêmes symptômes, et qu'elle ne permît jamais ces classifications par *types* (1), qui ne prouvent rien autre chose que la préoccupation de l'observateur qui a décrit la même maladie, modifiée naturellement comme elle devait l'être, selon la sensibilité relative et la constitution générale et particulière des divers sujets sur lesquels elle a été observée. Cette critique subsiste

---

(1) Ainsi que cela a eu lieu dans le *Journal des Débats*.

pour toutes les observations qui n'ont pas eu pour base l'appréciation sévère des faits et des symptômes qui les éclairaient.

Les *causes prédisposantes* du choléra sont de plusieurs sortes ; les principales tiennent à l'absence de l'énergie morale ; à la crainte qui paralyse l'action cérébrale et rend les organes moins aptes à éliminer les agens délétères qui ont pu être introduits dans l'économie.

Il en est d'autres qui résultent de l'habitude de vivre des individus ; les uns manquent du nécessaire, les autres font excès de tout. Rien n'est plus propice à l'invasion des maladies que les écarts dans le régime, soit qu'il y ait surabondance, soit qu'il y ait défaut ou seulement irrégularité des soins qui doivent présider à la nutrition et à l'exercice des fonctions en général.

Parmi les causes prédisposantes, il faut en outre compter l'habitation ou le séjour prolongé dans des lieux malsains, peu aérés, où un grand nombre d'individus se rassemblent pendant un certain temps : encore les tempéramens nerveux et bilieux.

Il faut mettre au premier rang des *causes effi-cientes* du choléra-morbus la présence des vents qui ont traversé les contrées où règne l'épidémie, le séjour dans les lieux contaminés ; l'influence de la température atmosphérique, son passage subit du chaud au froid, et toutes ses variations lorsqu'elles ne coïncident pas avec un changement de saison, et qu'elles sont brusques et vivement marquées. La malpropreté, les abus dans le régime, et toutes les causes prédisposantes ci-dessus détaillées, deviennent déterminantes de la maladie lorsqu'elles sont exaltées ou multipliées.

Il y a des causes qui sont *inhérentes* aux individus, c'est-à-dire que ces dernières sont dans des circonstances particulières qui favorisent l'invasion de la maladie; telle est la faiblesse de la constitution, le sexe féminin, l'enfance, la vieillesse.

Les causes *accidentelles* sont celles qui viennent spontanément faciliter le développement du choléra en affaiblissant les organes ou en occasionnant le trouble dans leurs fonctions. De ce nombre sont toutes les maladies auxquelles l'homme est en proie, et qui se manifestent pendant la présence de l'épidémie.

Après avoir classé et énuméré les principales causes du choléra, il nous reste à décrire cette terrible affection et à en indiquer les symptômes *précurseurs* et *caractéristiques*. Nous passerons ensuite à l'examen des moyens propres à s'en préserver, et à en procurer la guérison. Toutefois nous n'entreprendrons pas de récapituler tous les phénomènes qui se sont présentés à l'imagination des médecins qui nous ont transmis des observations sur le choléra, nous résumerons seulement les accidens qui se montrent le plus constamment, et qui caractérisent la maladie.

Les signes précurseurs du choléra-morbus sont : une agitation insolite et spasmodique des membres et des traits de la face ; ceux-ci sont fortement contractés comme dans la frayeur ; le regard est fixe et inquiet ; le visage, les mains et les pieds se refroidissent. Lorsque de tels accidens se manifestent, il faut sans retard commencer le traitement du premier degré de la maladie. (*Voyez* plus bas.)

Le choléra-morbus est caractérisé par des douleurs violentes à la tête, des nausées, le hoquet, avec sentiment d'ardeur à l'estomac et de sécheresse à la gorge. Prostration générale, respiration convulsive et renversement de la tête en arrière. Soif vive ou nulle, vomissemens abondans de matières floconeuses ou liquides, rougeâtres, jaunâtres ou vertes : évacuations alvines de même nature. Contraction forte des muscles de l'abdomen qui est très sensible à la plus légère pression, douleurs d'entrailles continuelles et déchirantes. Bientôt le ventre se rétracte en arrière ou se ballone : spasme général, stupeur, refroidissement de la peau, qui est couverte d'une excrétion glutineuse. Le trouble de la circulation est considérable; le pouls est alternativement fort , fréquent , irrégulier , insensible et rare ; il se manifeste des palpitations, quelquefois suivies de syncope. Si ces accidens ne sont pas promptement combattus, la mort est imminente ; Cependant l'on a vu quelques sujets revenir à la vie par les seuls efforts de la nature, au moment où leur état semblait le plus désespéré , et avait fait renoncer à suivre un traitement qu'on croyait devoir être impuissant.

Tous les individus atteints du choléra ne le sont pas à un degré aussi violent , et il ne faudrait pas attendre pour mettre en usage le traitement du second degré que la plupart des symptômes indiqués ci-dessus se manifestassent.

TRAITEMENT PRÉSERVATIF.

C'est en combinant les précautions hygiéniques avec des moyens prophylactiques plus puissans, que l'on arrivera à des résultats satisfaisans; dans tous les cas, leur emploi aura cela d'avantageux que le mal sera combattu par anticipation; et s'il se manifeste malgré leur usage, nul doute que son action ne soit considérablement moins funeste.

Le traitement préservatif général consiste à habiter des lieux sains, élevés et aérés ; à entretenir constamment la propreté la plus minutieuse dans les habitations et les vêtemens ; à faire usage d'une nourriture saine, suffisante à l'alimentation, en évitant l'usage trop abondant des fruits crus, particulièrement du raisin.

Les boissons seront rafraîchissantes et toniques, jamais stimulantes. L'usage du vin mêlé avec de l'eau de rivière bien dépurée, celui de la bière est fort bon. Il faut s'abstenir des boissons alcooliques. Le café ne convient qu'aux personnes qui en ont contracté l'habitude : on le prescrit en Russie, ainsi que le vin de Madère et le rhum, comme moyen préservatif ; mais nous avons déjà fait remarquer que la sensibilité des organes est soumise aux habitudes des sujets et à l'influence du climat. La nourriture se composera d'un mélange à peu près égal de viandes rôties et bouillies et de légumes non farineux.

Il faut se vêtir suffisamment pour ne pas être trop impressionnable aux changemens subits de la température atmosphérique. Encore il faut se fortifier le moral par la réflexion qui nous apprend que la crainte, au lieu de nous soustraire au mal, nous rend plus aptes à le contracter : au contraire, la résignation, si l'on en est atteint, favorise l'action des remèdes en laissant les organes dans un calme nécessaire.

L'emploi des fumigations et des arrosemens, pour purifier les habitations, est certainement utile; mais il n'est pas indispensable, lorsqu'il n'y a pas d'infection manifeste; jusque-là, l'extrême propreté est un très sûr moyen de purification.

Voici néanmoins les procédés de désinfection qu'il convient d'employer.

Il faut avoir un flacon de chlorure d'oxide de sodium dont le prix est fort peu élevé; on en versera dans des assiettes placées dans les appartemens, à peu près deux cuillerées pour chaque assiette, on y ajoutera un verre d'eau de fontaine : l'évaporation de deux doses pour une chambre ordinaire, est suffisante pour en purifier l'air.

Les personnes qui approchent les malades devront se laver les mains, le visage, et se rincer la bouche avec de l'eau chlorurée; il sera bon aussi qu'elles en imbibent un mouchoir et qu'elles en respirent les émanations.

Dans les cas graves, on arrosera, plusieurs fois par jour, les planchers, le devant des portes et les escaliers des maisons avec de l'eau contenant un quarantième en poids de chlorure; on placera des rideaux de toile aux croisées et aux lits

des malades, et on les aspergera d'eau chlorurée. C'est une des meilleures manières de neu-
traliser les miasmes délétères.

Il ne faut faire aucun traitement actif sans indications réelles; mais les remèdes préservatifs
que l'on peut mettre en usage avec succès et
sans inconvéniens, sont les suivans :

Prendre des bains tièdes, d'une demi-heure,
dans lesquels on mettra une once d'alcool cam-
phré par seau d'eau.

Au sortir du bain on se fera pratiquer des
frictions sèches par tout le corps, avec un mor-
ceau de flanelle.

Les personnes qui n'auraient pas le moyen de
prendre les bains que nous conseillons, pourront les remplacer en se lavant, une fois par jour,
avec une éponge imbibée d'eau chaude, dans
laquelle on mettra une cuillerée d'eau-de-vie
camphrée par pinte. On se frictionnera après
les lotions, comme il a été indiqué de le faire
après les bains.

Tous les matins, à jeun, on prendra quelques
tasses d'infusion d'écorce d'orange dans chacune
desquelles on mettra une petite cuillerée de sirop
de quinine.

Le soir, en se couchant, on prendra, dans du

pain à chanter, six à dix grains de poudre de racine de valériane.

L'action de ces médicamens ne peut, dans aucun cas, être nuisible; et personne ne pourrait, sans malveillance, en contester l'efficacité. Il y a au contraire de grandes probabilités que ceux qui feront usage des moyens que nous venons d'indiquer, seront, pour la plupart, à l'abri de l'action de l'épidémie qui nous menace.

TRAITEMENT CURATIF.

Premier degré du Choléra-Morbus. — Plonger le malade, plusieurs fois par jour et pendant dix minutes seulement, dans un bain chauffé à 3o degrés, dans lequel on versera une bouteille d'eau-de-vie camphrée. Aussitôt qu'on le sortira de l'eau il faut promptement l'essuyer et le frictionner avec des flanelles chaudes, puis l'envelopper nu dans une couverture de laine bien plucheuse. Voilà le meilleur moyen de rappeler le sang de l'intérieur à l'extérieur, de combattre le spasme général et de faciliter l'action des autres moyens qu'il faut se hâter d'administrer dans l'intervalle des bains. Ces moyens consistent à imbiber des petites éponges d'huile de camomille camphrée (un gros de camphre par once d'huile), et à les maintenir sous les aisselles et à la plante des pieds; on les renouvellera trois fois par jour au moins. On frictionnera, soir et matin, les aînes avec un demi-gros d'onguent mercuriel double. On fera boire au malade, de quart-d'heure en quart-d'heure, une petite tasse de décoction blanche de Sydenham, et l'on donnera, d'heure en heure, une cuillerée à café de sirop de morphine. Au début des douleurs d'entrailles, *mais seulement à cette époque*, on pourra appliquer sur le ventre, en une seule fois, de vingt à soixante sangsues, selon la constitution plus ou moins forte du sujet. Il est rare que les évacuations sanguines soient autrement indiquées, et qu'il soit nécessaire de les renouveler.

Deuxième degré. — Lorsque, malgré l'emploi des remèdes ci-dessus indiqués, la maladie entrera dans la seconde période, c'est-à-dire, lorsque la plupart des symptômes qui caractérisent le choléra-morbus se manifesteront à un haut degré, il faut, outre les moyens déjà prescrits, mettre en usage les suivans :

Frictionner la partie interne des bras, des avant-bras, des cuisses, des jambes, et l'épine du dos, jusqu'à rubéfaction, avec un liniment fait avec deux onces d'huile de camomille, un gros de camphre, vingt gouttes d'ammoniaque liquide et un demi-gros de laudanum.

On fera prendre, le matin, à midi et le soir, un lavement ainsi composé :

Faites bouillir un gros de racine de valériane dans deux pintes d'eau ; passez et ajoutez assafœtida dissous dans un jaune d'œuf, dix grains ; laudanum, vingt-cinq gouttes : pour trois lavemens.

On appliquera sur le ventre un large épithème de thériaque et d'opium ; on le renouvellera autant de fois qu'il sera nécessaire ; ce topique doit être permanent.

Le sulfate de quinine est d'une efficacité souveraine, à la dose de dix à trente grains ; mais c'est seulement lorsqu'il se manifeste de l'intermittence ou de la rémittence dans la maladie, que son administration sera suivie de succès. Le médecin seul est à même de reconnaître l'instant où il peut être utile ; il est important qu'il ne néglige aucun moyen de s'assurer de la possibilité de le prescrire en temps opportun.

Certes il n'est pas douteux que le mode de traitement que nous indiquons ici, ne puisse être avantageusement modifié, selon les indications variables que le médecin du malade est à même d'apprécier; mais en général, il sera d'une heureuse application, parce qu'il est basé sur l'expérience acquise, et que d'ailleurs il tend à réaliser les avantages que l'on recherche dans toutes les méthodes curatives connues.

10 Septembre 1831.

IMPRIMERIE DE PIHAN DELAFOREST (MORINVAL),
Rue des Bons-Enfans, n°. 34.

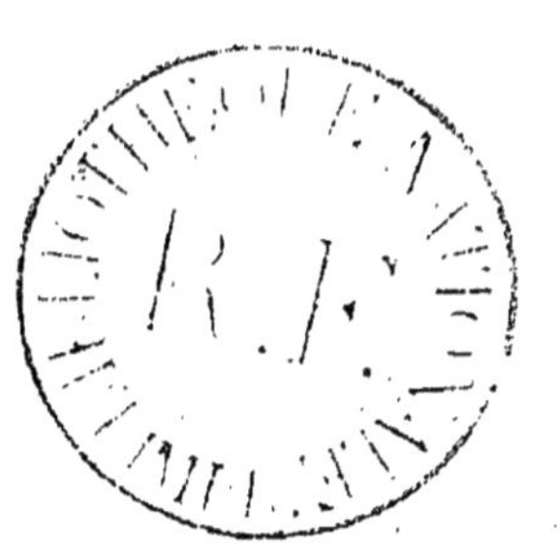